窗外有蓝天

黄亚吉

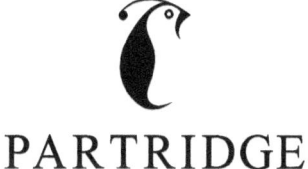

PARTRIDGE

To order additional copies of this book, contact
Toll Free +65 3165 7531 (Singapore)
Toll Free +60 3 3099 4412 (Malaysia)
orders.singapore@partridgepublishing.com

www.partridgepublishing.com/singapore

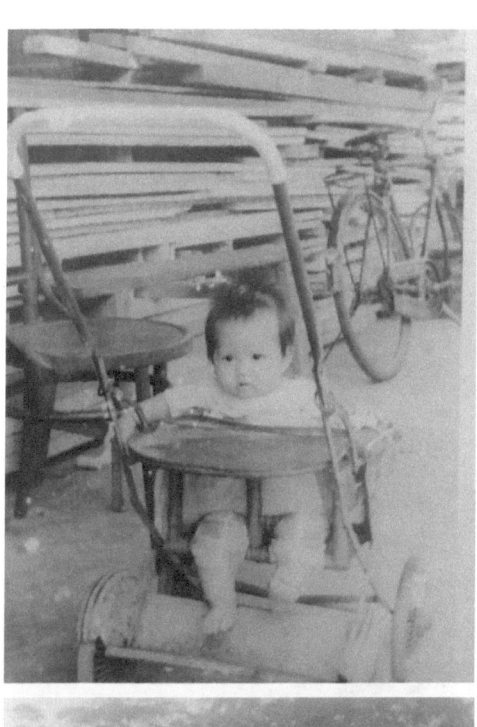

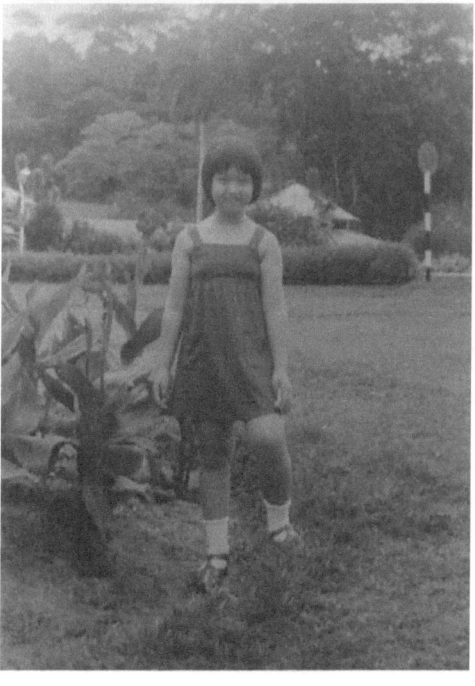

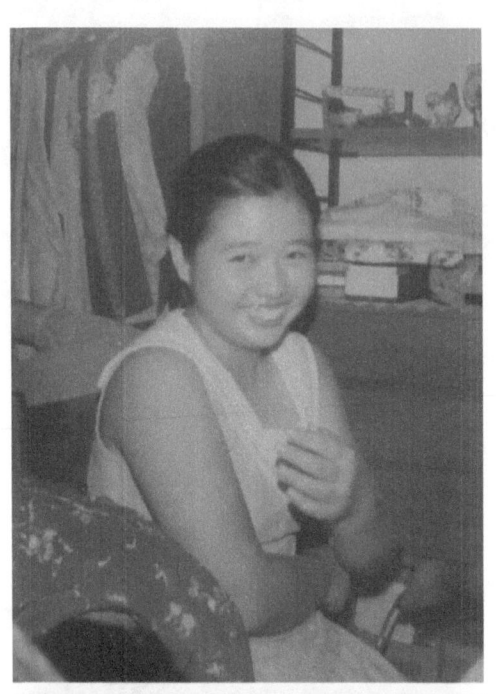

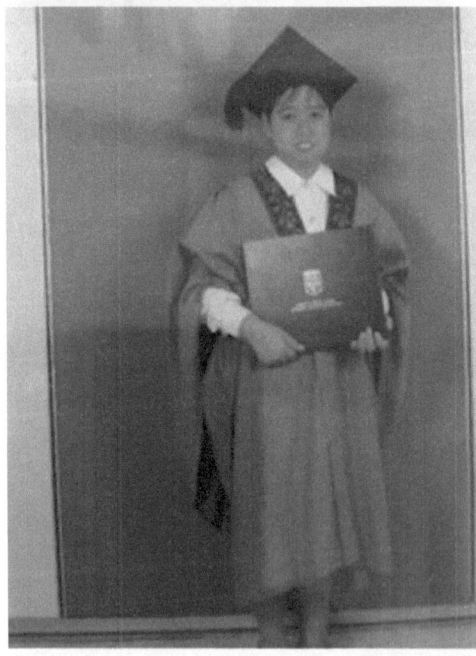

一

我三十二岁就中了头奖，我被诊断出患有脑瘤。在研究了 CT 扫描后，全科医生慢慢向我和陪同我去医院的母亲透露了这个消息。我在想，*什么，脑瘤？*那罕见的病，我不可能是那幸运儿吧！医生接着说，必须尽快切除脑瘤，因为它太大了，以至将脑部推向一侧并压迫神经，这解释了我多年来感觉到的疼痛和不适的原因。同时，他提到医院没有相关部门或设施来进行此类手术。他给了我们一位脑神经外科医师的联系，并说我应该立即咨询这位神经外科医师。我和我母亲决定先回家让这坏消息沉淀下来。我离开医生咨询室后，我完全无法清晰地思。，我竟然试图从停车场的入口处驾车离开！

回家途中妈妈有很多疑问。手术后一切都会好吗？你头痛多久了？是什么导致大脑长瘤？是良性还是恶的？对这种种的问题，我只有一个答案，那就是"我不知道"。

回到家里，我打电话跟脑神经外科医生预约。时间是下午三点。我和妈妈沉默地吃了午餐。我脑海里一直只有一种可能发生的画面：手术之后，一切都会恢复原状，没事的。当然，只要脑瘤不是恶性的。在脑神经外科医师的咨询房里，他研究了 CT 扫描，然后他要求进行脑部核磁共振成像。时间好像过的特别慢我们等了很久终于轮到我了，我们焦急地等着他对核磁共振成像结果的解析。他告知脑瘤必须切除而且越快越好　　因　　为　　瘤　　太　　大　　了　　　。由于有肿瘤在脑内破裂的风险，所以不切除肿瘤的风险大于手术本身。如果脑瘤在脑里面爆了，　　那时我们什么都不用安排了。听了那么坏的信息，我们抱着沉重的心情回家了。到了晚上，妈妈把这个消息传达给了其它兄弟姐妹。

第二天，我三姐两夫妇陪同我和母亲，到另外一家医院寻求另一位脑神经外科，李医生的意见。在听完我们的疑问并研究了早期的核

磁共振成像之后，Lee 医生又谕知一个脑部核磁共振成像。因为等候区有很多人，我们等了很久结果才出来。我们四个人都进入了李医生的咨询室后。李医生将胶卷放在灯箱上并作了解释。他的解释与之前的神经外科医师大致相同，只是他还有其他信息要分享。李医生告诉我们，肿瘤的型状是直径为 3.5 厘米的小球。让我们感到欣慰的是，他告知种瘤并非恶性的。在他从事神经外科医生二十多年的职业生涯中，他已经切除了许多此类肿瘤。当我们询问时，他说手术的成功率超过 90%。李医生解释说，在进行脑部手术之前，他将执行一项程序以确定脑部是否存有阻塞，如果有阻塞，他将不得不从脚部拉出某些神经来纠正这种状况。他补充说，如果我们决定的话，可以在下周五进行脑部手术。如果如此，我必须在星期四入院接受做手术前的准备。我们对李医生及其医院有信心，因此我们决定让李医生帮我进行脑部手术。在与李医生的私人助理一起完成所有必要的文书工作之后，我们是最后一个在正常工作时间之后离开诊所的人。

鉴于是星期二，而且我必须在星期四入院，所以我只剩下一天来安排和交代手头上的事情。所以第二天对我来说很疯狂。办公室里有太多需要交接的工作，因为我们正处于计划开设新店的最后阶段。因此，所有人都觉得事来突然，请病假，让人力资源部在一天之内准备相关文件，取消会议，向管理层，同事和供应商解释我的预计缺勤情况。真是太匆忙了，所有这些使我没有时间去了解有关脑肿瘤和即将进行的手术的更多信息，也来不及通知我的朋友们。

有人说，"无知是幸福的"对我来说是正确的。由于我对脑外科手术及其可能的后果缺乏了解，因此我没有恐惧，并以积极的态度进入了手术室。在一九九八年年十一月二十日，我在下午三点左右被送进手术室进行脑部手术，这是一个涉及开颅骨然后把脑瘤切除的脑外科手术。这天刚好是我被诊断出患有脑肿瘤的第四天。

二

我曾经头痛多年当它发作时，我变得非常喜怒无常。我以为这可能是由于睡眠不足或天气原因所致，因此我吞止痛药以迅速缓解。头痛通常在一两个小时后就会消失。我在大学和工作生涯中都有过同样的事情。我没有意识到止痛药已失去作用。我头痛的时间越来越长有时候，头痛会使我发恶梦且在睡眠中惊醒过来，第二天我不得不请病假。每次头痛我都去看医生，全科医生没有怀疑任何不妥当之处。他们说头痛可能是由偏头痛引起的。

一九九七年的某一个下午，我开怀大笑之后，我感觉到好像有东西我的头里面晃动了几秒钟。因为年轻没怀疑是致命的症状，所以我没有进一步追踪。

一九九八年三月，我和母亲在到云南旅游，我的假期心情因旅途中持续的头痛而严重破坏了。在整个旅途中，我无法睡好或得好；那时候我想是因为睡眠不足和温度突然变化的原因。因为当时天气寒冷当我们晚上乘火车前往贵阳时，温度低于零摄氏度。由于头持续不适，我无法在火车上睡觉而且一直听非常吵的声音，我想噪音是火车车轮磨擦轨道的结果。在深夜的某个时候，我突然感到恶心，及开始呕吐。回国后，头痛仍然偶尔会发生，但没啥强烈，所以我对此并没有格外注意。

一九九八年五月，我和朋友们去珍拉丁俱乐部度过了一个周末。到了目的地，我却被头痛熬所煎熬，即使俱乐部每天都提供丰盛的食物，但我似乎每顿丰盛的餐饮后我都呕吐。过后，我会感到昏昏欲睡和困倦。

一九九八年十一月的某一个星期日旁晚我洗完气车后突然间头疼得厉害。我以为睡一觉后我会感觉好些，所以我跑去睡了，但醒来后我感觉更糟，接着是呕吐不停，直到只剩胆汁出来。我的母亲非常震惊，她坚持要我进行彻底检查。第二天，在听我讲完有关头痛的经历后，医生指示需要进行脑部CT扫描。

三

我一动也不动的躺在床，慢慢的睁开眼睛，试图适应周围的环境。那是一间昏暗的房间。不远处传来一个男人不断咳嗽的声音，一个护士坐在我的床前，我听到床旁的监测器发出哔哔声，我意识到我的头和手都连接着各种电线上。我这才想起脑部手术这件事。我感到非常口渴，想要喝些水，但由于脸上有氧气面罩，所以无法呼唤。

当我试图动弹四肢时，令我感到恐惧的是，只有左手愿意伸展。其余的都不听话了！怎么办？*发生了什么事？*我万万没想到手术结果会是这样。我的脑袋出现了一团槽的可怕画面；这对我的前途，愿望，计划和野心会有什么影响？

凭空想像，我有很多问题，但没人能给我答案。我等了好几个小时，护士才开灯。然后李医生来检查我，他向我解释说我在重症监护病房（ICU），手术很成功。我从妈妈那里得知手术持续了七到八个小时，每个人都在手术室外面等着：温妮姨妈，我的姐妹们和一些朋友。李医生后来告诉我的母亲说，我可以在下午从重症监护病房转移到普通房间。

我卧床超过两个星期，除了右手之外，我全身动弹不得。加双重视力，讲话时需要无比的气力和尝试，而且讲出来的大多是单字或没有次序的断句，因此我很自卑而索性不讲话。我的头顶有二百七十度的疤痕，另外我的身体对冷热的理解也变得乱七八超，房间已经很冷了，但我还是感觉到非常热，可怜了一值在医院陪伴我的母亲，再冷如冰箱的病房陪我。幸好早上妈妈可以去外面走走因为护士在忙，中午有姐妹们准备午餐，我亲爱的温妮姨妈每晚都带妈妈去用餐。在医院那段时间，该睡觉的时间我都没办法入眠因为生体无法翻转的，即使护士每二至三小时过来帮我翻身，我还是睡不着。但是，隔天一早当护士们来做检查及收拾病放时，话还没讲完我就睡着了，而且还睡得很入眠。李医生实解释说，我的身体系统改变，行动不便，言语和视力问题只是暂时的。这些都是当他试图却除肿瘤时神经受到了干扰的后遗症，我将逐渐康复。尽管如此，我还是非常担心是否这些后遗症会完全康复，同时我非常感恩我的记忆依然完整无损。

在过去的两个星期中，我的状况使我感到非常焦虑和担忧，不知道自己是否能完全恢复到脑部手术之前的状态。对未来的种种疑问进入了我脆弱的脑海。每天物理治疗师必须来帮我进行治疗物理治疗师离开后，妈妈将接任物理治疗师的角色。其他来访的家庭成员也轮流为我做物理治疗。在第二周结束后，令我和家人感到欣慰的是，我恢复了左腿的功能。同时，随后几天右腿和手部的运作也有所改善。我能够起床了到了第三周我可以坐轮椅去物理治疗科进行治疗。医务人员说这是一个很大的成就，但我那时陷入了忧虑状态没心情庆祝这个小的成就。在医院住了三个星期后李医生说我可以出院回家养病他劝我一定要好好休息此外还要继续做物理治疗。出院前我问李医生我这种脑瘤有多少复发的机会。他的回答是：13%。我后来才发现我已经跌入这个不祥数字的群体了。

回家四天后，我因血液病再次被送往医院。红细胞不断破裂，导致血红蛋白和血小板水平降至危险水平。这次血液专家和护士们每天在我周围忙得成一团。一星期过去了，血液专家未能确定原因他每天给我输血，但血红蛋白水平不能令人满意。最后，血液专家为我做了骨髓活检。第二天奇迹发生了红细胞停止破裂，那一天恰好是一九九八年圣诞节前夕，这次我住院十天后再次出院。

五个月后，我复工了即使我右腿无力而略微影响行走，我的右脚踝不像以前那样灵活。我的协调和言语从未回到脑手术之前的状态。在有工作日里，我开车五十公里才达达办公室，我在一间大型零售连锁公司总部任职采购行政员。

四

复工后我仍然是一个听话的病人，按时服药，按时回诊。为了恢复力量并提高平衡能力，我加入了带游泳池的健身房我每天下班后都会去健身房或游泳池。我每年都要进行脑部核磁共振成像，第二次年度核磁共振成像结果显示没有脑中线移位。但是，李医生发现了脑瘤残差。根据李医生的解析是因为当初脑瘤太大了，为了避免造成对神经线的伤害他无法将它连根拔起。他建议我尽快清除残留，以免造成进一步的神经系统损害。由于残留非常靠近主动脉，因此不能选择侵入性手术。李医生建议采用立体静态放射外科手术（其特点是，将强光束对准异常组织，同时保留患处周围的正常组织），也称为伽马刀或激光。李医生进一步解释说，在这种方法下，手术不必是侵入性的，周围的组织将不受任何损害。

因此，在二千年十二月，我进行了所谓的激光手术医疗团队的准备时间远远超过实际的手术时间。这次手术准确性非常重要，映射和计算也是如此，李医生将一个看起来像机器人的头盔用两颗小螺丝锁在我的头的两侧，虽然有用局部麻醉剂但我还是痛得眼泪掉下来了，这个部骤是要防止头部在手术过程中移动。进入手术室后，一名技术人员用眼罩蒙上了我的双眼，然后把我独自留在一个非常冷的桌子上，之后有更多的人来再次检查。虽然我的双眼被蒙了可是当第一道光发射的时候我眼前还是亮了一下。光束必须以不同的角度施加几次，所以，技术人员把我的头移动了几次。整个过程不超过两个小时我于当天返回家中。

贰仟零一年六月，我正在与同事共进午餐，突然间我觉到一种奇怪的感觉从右脚底开上升过后我全身在剧烈抽搐。整个桌子被我抓得颤抖得像地震一样。在此过程中我失去了知觉。稍微醒过来后，我对同事说了他们听不明白的语言。一小时左右之后我比较精神了，但头晕目眩，我感到自己很虚弱，几乎不能走路。同事们赶快送我去医院。见了李医生之后他解释说，我刚刚经历的是一种由癫痫病引起的癫痫发作，在脑外伤患者中很常见，这可能是由于脑部肿胀或病变引起的。无论是什么，我都必须住院观察。癫痫发作影响了我身体右侧和右腿肌肉的功能，一夜之间，我发现所有受影响的肌肉群都减弱了。我不能独立行走，失去了自然的平衡能力，也失去了行走的能力，这是我从小开始就把它当自然而然的事。癫痫病还使我的脚趾，脚踝也失去自愿运动的能力也直接影响到我走路的协调能力。第二天，经过一夜的观察，我出院了李医生开出的抗惊厥药物，这是我一生必须服用的药物。李医生建议采用物理疗法作为治疗方法来恢复肌肉的力量，。

　　当相关药物和最初的物理治疗未能取得我所期望的结果时，我的信心开始动摇了。随着日子由日转成月然后再转成年，我的状况还是没起色，我的亲戚朋友都希望我能够尽快恢复健康，恢复正常的生活。我几乎陷入绝望。我们寻求传统疗法，包括中医和马来人的传统医学，甚至参观了各种神庙寻求神的帮助，基督徒为我祈祷，但是这统统都没有所谓的法术能帮我恢复体力，也无法恢复我的灵魂。我陷入恐惧，焦虑，担忧和消极的心态，我忘记了如何微笑，笑以及如何开心。更糟糕的是，由于服用了大量用于控制大脑肿胀的类固醇，我的体重跃升至七十九公斤。我变得很静，非常静，太静了。有一次我跌倒体重的冲击力导致前排牙齿的撞到地上，这就是我现在佩戴前排假牙的原因。如果脑瘤的诊断使我感到震惊，那么这种残疾完全使我掉入无底深圳。我感到无助，不安，无法控制一切，甚至自己的身体。我再也无法上班了，于贰仟零一年九月正式停职。除了感到笨拙，沉重和给他人带来极大的不便外，我每天都感到痛苦，自卑和焦虑不安。看着眼前美好的一切因一场病毁于一旦，那种打击是不干涉想的。很自然的我的社交圈缩小了，我开始有情绪上的波动，我每晚半夜都会醒来和哭到再睡。情绪低落的我萌起了自杀的念头，幸好的是当一个人无法控制自己的身体时要结束自己的生命并非一件容易的事，我也想到要母亲白发人送黑发人，母亲会多么悲伤，这点就足以阻止我除肖这愚蠢的念头。我花了六年时间过着像一些冬眠的动物一样生活。我的大脑无法同一时间执行多种任务。例如，我不能同时走路和思考或说话不然我肯定会失去平衡。我对做任何运动都不感兴趣。我大部分时间都呆在房间里看电视。我要去用餐或浴室都需要人帮助。不缺实际的我每天都在想身为有经济学学位的我应该做更多的事情，而不是这样浪费我的生命。因此，我阅读（报纸，业务部门和招聘部门）-《读者文摘》，《国家地理》，《商业周刊》等。我觉得应该了解时事和市场状态以及当前发展事故。好。我还每天翻阅招聘广告，希望有一天能重新加入工作队伍。我万万没有料到我这样子是只会给我自己施加了不必要的精神负担和压力，甚至妨碍了我的康复。我过了很多黑暗的日子，直到我不得不接受这样的事实：医生所说的身体右侧渐进性瘫痪。

有一天，当我在看电视时，我不确定是什么触发了我，也许是广告，戏剧中的一幕，或是其他。一个崭新的视角开始进入我的脑海。我意识到我无能为力，无法改变自己的现状。面对不得不生活在瘫痪状态的前景，未来前景一片黯淡。看到母亲照顾我是一个打击，而且我不想成为浪费资源和社会的另一负担。因此，在家人的不懈鼓励和支持下，我再次开始理疗。我想如果自己变得坚强，不但对我自己有利，变得更强壮，更独立，那将使我母亲照顾我的工作更加轻松。由于交通的不便，我先开始在家进行理疗。在我内心深处，我仍然希望能摆脱残障人士这个标签。所以我等了六年才向国家福利部登记为残疾人士。从那时起，我开始了一个密集的康复计划，其中包括每周两次在医院进行理疗和水疗以及家庭理疗。经过几个月的辛苦理疗，我减缓了麻痹的进度并恢复了一些肌肉力量。

　　复健的路是艰辛乏味且漫长的。我跌倒了无数次，振作起来很多次，流了更多眼泪。这过程中我经历了戳伤和流血，但我决心继续，最终我所付出的努力，汗水和眼泪没有白费。成果逐渐明朗，我的体重下降了，并且随着肌肉渐渐开始有力，我的整体运动变得更加轻松。这些年来，我伤痕累累，尤其是在我的膝盖和肩膀上，我的右肩有发际线骨折，而其他瘀伤得到了愈合，没有留下疤痕。当我跌倒时，我会尽力保护头部免受撞击。

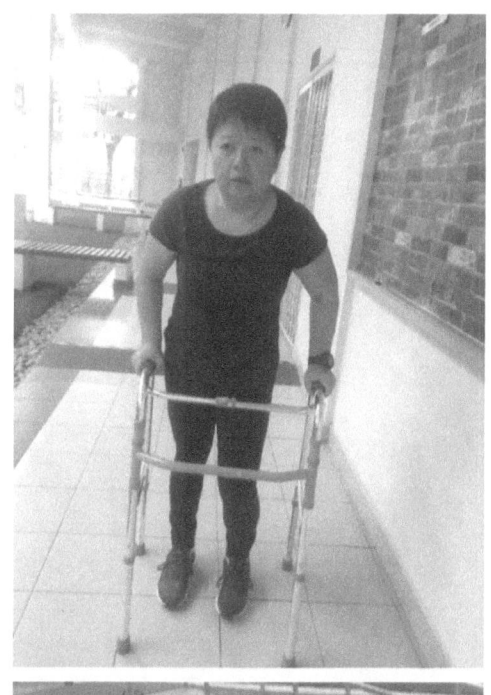

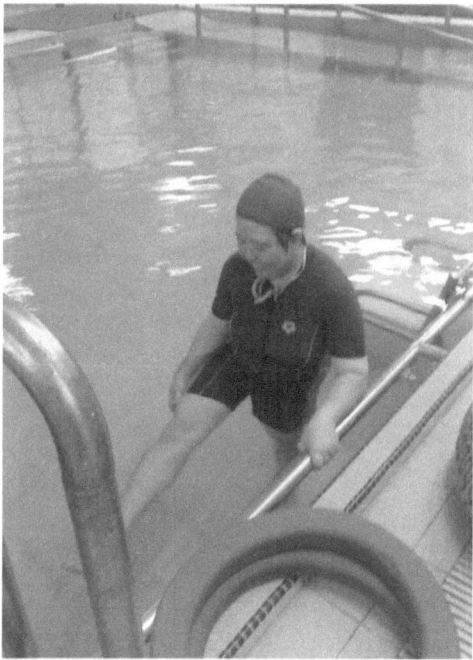

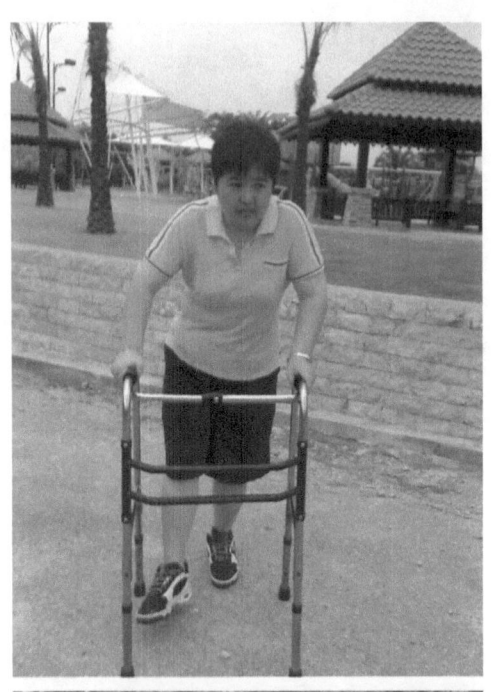

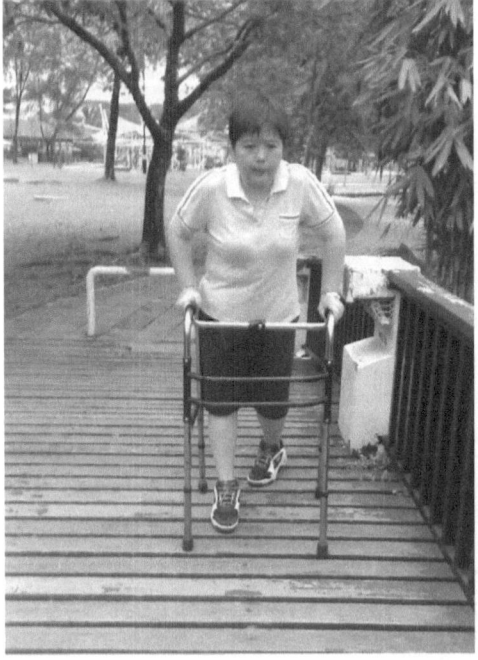

五

　　小时候，我是八个兄弟姐妹中还算勤奋读书的。我排行第七。我和祖母，父母，两个兄长和五个姐妹住在一栋实木房子里。最初，房子里有三个房间。我的祖母与我的四个姐妹同住一个房间，父母与我和我的妹妹同住一个房间，而我的两个兄弟则住了一个房间。。几年后我们将房子翻修成四间房间，然后再翻新为五间带有宽敞用餐区和厨房的房间。这是一间不错的房子卧室很大，客厅很宽敞，房子的前面和后面都有可以种植的地方，除了地址在一个棚户区，周围是学校，排屋，商店和公寓。从我们的位置可轻松到达所有设施。目前，我所有的兄弟姐妹都已结婚，并且有自己的房子。我们的老家有足够多的房间并且人烟稀少。我已经将其中一个房间变成了迷你健身房，以容纳我的固定自行车，跑步机，健身球，哑铃，长凳。家庭女佣有自己的房间。二哥两夫妇住了一个房间，而他们的孩子则住了另一个房间。而我和母亲共用一间房，自从父亲去世后，这三十多年来都是这样子。

　　我经过了三次人生的生离死别。我十二岁那年，祖母因喉癌去世。她简直是活活被饿死的，整整六个月没有食物和饮料能通过她的食道。我二十一岁时，父亲突然死于心脏骤停。然后就在二零一九年七月，亲爱的温妮姨妈死于肺癌末期。整整三个月里我目睹了她本来坚强的身体被致命的疾病吞噬。

　　我母亲九十一岁了。我非常感恩她仍然可以做自己喜欢做的事，例如烹饪和制作美味佳肴。记录及跟进母亲的医疗预约是我的责任，其中包括骨科，脊医，物理治疗师以及医院的其他例行检查。我也很注意她的食物摄入量，并确保她的药，保健品充足。每当我需要帮助时，我很幸运能得到兄弟姐妹，和侄女们的支持。父亲去世后，母亲很努力在维特这个家，不久，我得到了一间本地大学的录取通知信，母亲鼓励我把握这个机会，后来我答应了，经历了四年的经济困难我终于挨到毕业了。我在一家零售连锁总公司当采购部行政人员。这是我的第一份工作，结果也变成最后一份工作。。

　　母亲很独立她都会自己按时按份量吃药，也会操控遥控器。九十一岁的母亲热爱节日家庭聚会，并为八个孩子，七个配偶，二十二个孙子和十七个曾孙子做料理。我为我的母亲感到骄傲，母亲是我这二十多年来的力量与精神的支柱，我祈祷她在未来很多年继续保持健康和快乐的心态。

六

脑部手术之后，脑神经外科和核磁共振已成为我的生·活的一部分。二零零六年至二零一一年之间，核磁共振成像显示还有疤痕组织但没有增大，到了二零一三才有突破性的发现，核磁共振成像并未发现大脑中有任何残留物，疤痕组织或病变，这意味着我的大脑没有任何影响神经的东西了。这是我自二零零一年六月一日一直等待的消息，听到这则消息，我的成就感和信心增强了，而我一直的希望减少使用行动设备也提高了。当时我的肌肉有了少许力量，隧道另一端的灯光突然变得越来越亮，我感到自己的体重分配和整体平衡得到了改善。意识到我还有很长的路要走，我继续进行理疗以提高灵活性，强调关节的自愿运动和步态的质量。

我仍然渴望有机会提升自己，以便机会出现我是有准备的。在残疾之前我会游泳，每当完成水疗常规后，偶尔得到了理疗师允许我会在水疗池游泳，但是，水疗池并不适合游泳。它的尺寸仅为三公车、尺 x 二点五公尺。

当一个朋友告诉我有关一个非政府组织组织障友潜水的活动时，有关组织会带领一班残疾人去潜水旅行，并且他们将在游泳池里上游泳课，我立即抓住机会，并且很快注册成了参加。潜水之旅开始前三个月，每个星期日上午游泳课要进行两个小时。在这三个月的时间里我的两个侄女开车送我去游泳池，等我完成课程，带我去吃午餐，然后才送我回家。出发前两周，我们在永池举行了两次模拟，一次是浮潜另一个是潜水。

我们等待的日期终于来临了，万事俱备，那是刁曼岛的五天四夜潜水旅行。主办当局的目的是领导残障人士在低于海平面二十英尺的深度潜水三十分钟，以创造《马来西亚纪录》。我们的队伍由三十一名残疾人士，六十三名志愿者和二十名潜水教练组成，有一些将在岛上等待我们的到来。二零一四年八月二十一日，晚上十点，我们在城中的一个购物中心聚集。由于所有参与者都在陆陆续续到来，整个集合地点就像机场的等候区。主办当局设置了一张桌子作为临时值机柜台。在将所有的轮椅，步行设备和行李标记成四种颜色之后，然后将参与者分成六组。每个小组由两名残疾人士和四名志愿者组成；我们被告知要确定我们的小组成员，以便在我们需要帮助时能够互相照顾。

　　登上巴士时，相同颜色标签的行李和轮椅被装载到巴士的行李箱中。对于那些可以站立和行走的人，志愿者们一直支持着他们，直到他们安全就位为止。对于那些无法忍受的人，志愿们用抱的背的或抬的到座位上。当残疾人士要从巴士下车时，义工们重复了相同的过程。最后，我们在午夜乘四辆巴士出发。在旅途中我们停下两以便用餐和上厕。

　　我们大约在早上七点到达丰盛港的丹绒格慕；我们在一家老咖啡店里吃早餐。早餐后，所有轮椅使用者都被带到附近的码头，然后巴士将我们的行李送到码头。我们在码头的大厅里呆了大约三个小时，因为第一趟渡轮服务是从上午十一点半开始的。趁这时侯义工有足够的时间整理行李和一些文书工作。渡轮到达时，义工们先将行李转移到渡轮上，然后再扶持轮椅使用者。登上渡轮的过程类似于登上巴士，不同的是，由于通往渡轮有石阶，转移到渡轮上更加危险和具挑战性。热情的义工们以各种方式设法使所有残疾人士安全地上船。乘坐渡轮大约需要两个半小时。在此期间，我发现刁曼岛有一些甘榜，因为轮渡停靠两到三个站，让乘客上下车。终于，我们到达了目的地，然后是轮渡的最后停留站也是我们的目的地。

到达那里后，当地潜水中心的潜水教练和他们的员工向我们热情的招待我们。午餐后，安排房间，分配了救生衣和浮潜面罩，并被告知要在旅行的最后一天还回。我们有两个或三个义工与残疾人士同住一个房间。后来我得知，大多数义工都是有资格的各个级别的潜水员。在每次浮潜和潜水的时候，至少两名义工陪同每位残疾士。在旅行之前，我有点担心主办当局所计划的活动。我担心如果我在海上失踪了，义工们可能无法看到和找到我。因此，我给自己买了一件非常鲜艳的泳衣，黄色黑暗会发光那种。

第二天，我们进行了几次浮潜。早上，我们乘快艇到浮潜地点然后在午餐时，我们去了另一个浮潜地点。大海环绕着我们，快艇上的风很大，令人振奋。它让我想起了我和朋友们骑摩托艇的情景，回忆那一刻让我流下了眼泪。我们看到了水底世界的生物，除了各种各样五颜六色的鱼类和珊瑚和植物。我们回到房间休息一下，然后在傍晚再次浮潜，这次是在海滩附近。

我们最期待的活动是在第四天-由残疾人士潜水。为了避免不必要的风险，我们在早上九点进行了简报。组织人员和潜水教练将安全放在第一位。也已经计划了一次只可以五位残疾人士，每一个障友有一位潜水教练和两个义工陪同潜水。我们的潜水探险需要三十分钟；在此期间，我们将有一个难得的机会让摄影师在海底拍摄照片。简报中，我非常激动和感动，眼眶红红的眼泪差点掉下来。我之所以那么激动，是因为我成为残障人士后，从未想过要参与具挑战性的体育活动，更不用说潜水了。潜水期间，我感到在海中完全自由，没有限制，没有结构或建筑上的障碍，当然也没有人在盯着。我没有感觉到地心吸引力，跟鱼类游泳，漂游在珊瑚和海洋世界的其他生物之间。对于障友来说，这次潜水的机会很可能是他们一生尽有的机会。主要是因为亲友可能认为潜水太危险；此外，这项活动需要集体努力以确保其成功，因为前往潜水天堂的旅程并不容易，尤其是在障友的参与下。我非常感谢所义工和潜水教练在整个行程中一直陪伴着我们，包括陆地和海上。没有他们这种毕生难忘的经历是不可能的。

潜水是一项很吸引人的活动，因此我连续四年参加了这项活动。您能够想象在海里游泳时被各种颜色和大小的鱼群包围的感觉吗？这简直是用言语无法形容的一种感觉。所有的鱼似乎都和你一起游泳，这是最令人兴奋，最奇妙，最梦幻的感觉。当您的手伸出一些面包时，所有的鱼都俯冲而下，每条鱼都试图咬一口，这既令人兴奋又令人着迷。此外，当您向下看时，离脚不远处，您会看到很多美丽的珊瑚如各种海生蘑菇，并有海参坐在它们之间一动也不动。潜水员必须穿戴所有必要的装备和笨重的氧气瓶。尽管在潜水过程中看到的某些东西在浮潜中是相同的，但随着您深入海底，可以发现更多的海洋生物，如果幸运的话，您会看到小丑鱼或尼莫鱼，海龟，小鲨鱼和其他不太常见的鱼。此外，我们真的在海底看到了一个邮政信箱！潜水的感觉是一种完全的平静与自由。没有任何障碍或任何类型的歧视。我感觉就像是宇航员在太空中流转。

我们于二零一五年到热浪岛潜水；二零一六年到沙巴州的马布尔；随着活动筹备经验的累积，障友在每次活动中都有更多的潜水次数，从二零一四年在刁曼岛的一次到二零一八年在停泊岛的有四次潜水机会。

参加潜水后，我继续练习游泳每个周末游泳两个小时。起初，我的身体右侧会不断下沉，我一口气不能完成六公尺，在我继续练习之下渐渐得我可以完成十二公尺，三十六以及四十八公尺。经过大约一年的锻炼，我什至不没有发现到从几时开始我的身体能保持平衡了。但是，由于我患有癫痫病，所以即使我的癫痫病得到了很好的控制，我也仍然没有足够的勇气去游泳五十公尺。每次在游泳池里游泳的时候，我每次都必须有人陪伴着我才有信心游完五十工尺。最后，我请了一位游泳教练教我一些自救技巧，并训练我游泳五十工尺。四堂课后，我有足够的信心去完成五十工尺了，然后是一百公尺，过后是两百公尺，三百公尺，四百公尺，依此类推，在二零一九年年尾我已经能完成一千公尺了。自从第一次潜水后，考取潜水证书听起来很诱人，唯一使我退缩的是"癫痫病"这三个字。

由于我的癫痫病得到了很好的控制，病发的几率几乎为零，因此，二零一六年，神经外科的医生建议我进一步减少抗惊厥药物的剂量。正面的迹象增强了我的信心，我梦想在不久的将来获取潜水员的执照。正是在马布岛的潜水活动中障友们有机会参加潜水员考试，在这次考试中我获得了潜水员的证书。沙巴之行也给我和我的障友同志们留下了很多回忆，因为我们征服了陆，空，海三种运输方式。

从潜水活动中，我们认识了几位国外的障友，我们有来自中国，香港和波兰的朋友一起参加。得知他们曾经在波兰的湖泊中潜水很有趣。对于来自香港和中国大陆的人来说，潜水是一种新的体验。参加潜水活动之后我对各种各样的残疾大开眼界，例如，脊髓损伤，截肢，脊髓灰质炎，视力障碍，学习障碍，肌肉营养不良和关节炎等，他们生活在不同程度的严重性中。尽管其中一些残障导致人们成为轮椅使用者，但其他残障人士最终使用了各种移动设备。

二零一六年七月二十八日，六十名志愿者和二十名残疾人从吉隆坡国际机场乘坐两家航空公司的航班于上午七点四十五分的班机，大约在三个小时后抵达亚庇国际机场。我们在沙巴的联合组织者热烈欢迎我们的到来。他们准备了几辆越野车，厢式货车和两辆公共巴士将我们的队伍送到仙本那吃午餐然后步行去码头。从码头出发，我们乘坐快艇前往马步尔岛。潜水中心的食堂成为我们用餐及集合和社交活动的场所。我们很幸运，因为接下来的两天天气很好。我们每天早上和下午去两次潜水。七月三十日晚上下大雨，风势也非常大。第二天早上，由于强风和海流，我们不得不将早上潜水推迟到下午。即使在下午潜水时，能见度也不佳。在这次旅行中，我学习了如何在潜水装备就绪后从船上进行后翻下海。我曾经看过潜水员在电视和视频上这样做，并且认为它超酷的，现在我也做到了真是太棒了。

八月一日早早餐后，我们离开了马布尔岛，赶上了上午九点的航班。那天早上，下着小雨，伴随着微风和潮流到码头的船是颠簸的，然后我们乘坐预定的巴士去亚庇，在那里吃了午饭，然后才去亚庇国际机场。我们的队伍再次登上了两架飞往吉隆坡的飞机。我离开哥打京那巴鲁时后就知道自己已经是一名合格的潜水员了，但大约三周后当我收到 PADI 潜水员证时，我感到莫名的高兴和自豪。

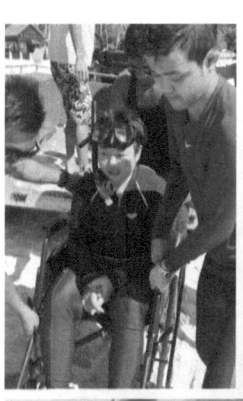
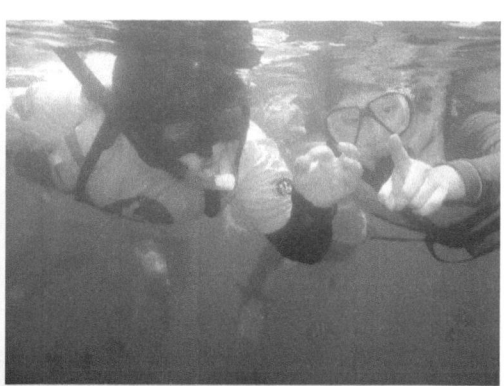
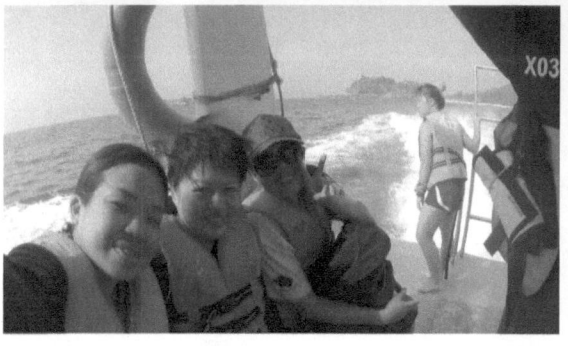
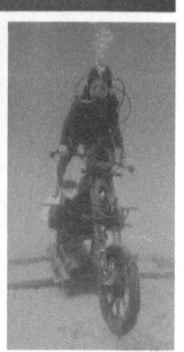

七

一星期里有几次我早上都会到屋子附近练习走路。这项练习一定要在我的助手的帮助下进行，我们准备了必要的配件：我的步行架，护腕和运动凉鞋。

我们首先要跨过我家门前的排水管，然后，我需要全神贯注，保持身体平衡，左脚用力才能把自己撑上比屋子更高的道路上。

双手握住助行器，我朝前进方向转个九十度，这就是我们的起点。在整个步行过程中，我有机会观察和认识居住在该社区中的各种人。

有一个愉快的绅士，喜欢拉狗晨运，总是停下来问候我"早上好"。他会问我的健康状况，并进行一些闲聊，然后高兴地向我说再见。然后是这对可爱的夫妇，他们五十多岁，在附近轻松地散步和做早操。

另一个熟悉的面孔是一位七十多岁的善良女士，她是位热情洋溢和充满鼓舞语言的老人，并且总是对每个人都有好话。老人家已经住在这社区有超过五十年了，虽然她跟小儿子同住，她经常轮流拜访住在城市不同地区的儿孙们

然后是一位六十岁的退休护士，她一个人住。一年多前和她住在一起的侄子死于脑瘤。这位女士甚至提议按摩我的下肢以帮助改善血液循环。

当我们第一次见面时，几乎所有人都问类似的问题。问题围绕导致我残疾的原因。'发生了什么事？你跌倒受伤了吗？你中风了吗？他们会问。

'不，我是脑瘤幸存者"这是我的标准回答。

'噢亲爱的。你有做手术吗？这是多久以前的事了？大脑如何影响您的腿？他们会担心地询问。

"是的，我大约在二十二年前接受了一次手术。我们的大脑有很多神经。它就像是电脑的重阳处理器。如果重阳处理器发生故障，电脑将无法正常运作。同样的如果大脑的一部分已损坏，那么身体的某些部分将无法正常工作。

他们的下一个问题是："您还在服药吗？医生怎么说？你会康复吗？

我解释说："是的，我正在服用某些类型的药物。" ``医生说了一些压在神经上的疤痕组织。没有人可以肯定地说我是否可以恢复到肿瘤前的状态，但是医生说物理疗法会有所帮助，而我正在为此而努力。

这些邻居对我的解答使一些人感到遗憾，而另一些人则表示宽慰并表示鼓励。有人指出，我很幸运只受到了行动能力的影响；他们听说过失去视力，听力，记忆力甚至生命的患者。

我记得有一个人谁在他自己独特的方式回应道："*哎哟*，如果不能恢复，你会花你的余生这过着残疾的生活。真可怜*啊*。

那一刻，我心想，*我的样貌是让人觉得可怜得吗？* 他的回应描绘了一幅图画，说明有些人有时会多么愚昧无知。我开始想象如果这些人面对我所受的打击，他们将如何应对他们的生活。也许是躲在自己的贝壳里吧？

障友们可能有身体上的限制，但我们尝试克服或解决这些限制。对我来说，这是一个不断适应，尝试，跌倒，重新站起来并再度适应的过程。迟早，我们将找到适应我们情况的方法。而且，我们越早学会与自己生活在一起，对我们越有利。

学习残障生活并不容易。有时候，挑战似乎是无法克服的。尝试使用无障碍设施或缺乏设施是马来西亚残疾人士一种困扰。

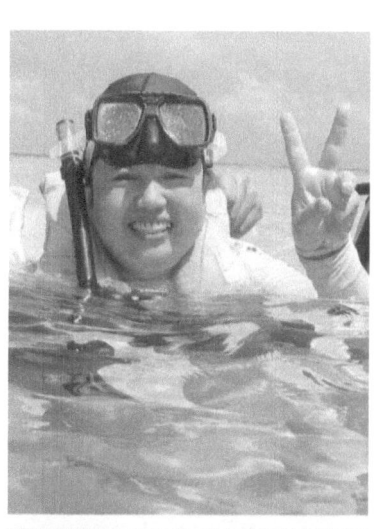
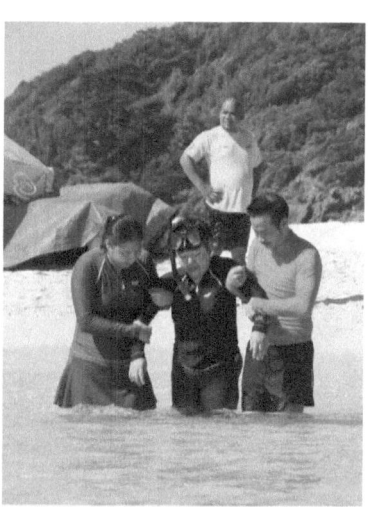
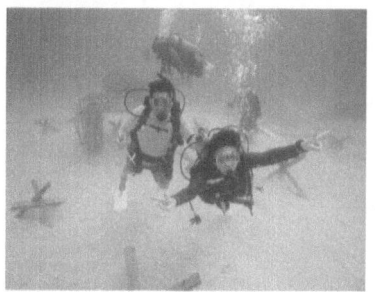
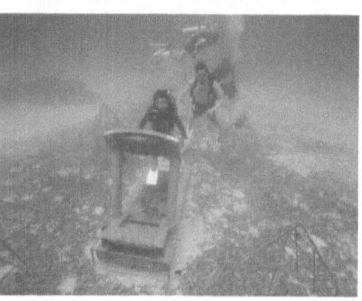

八

物理治疗，运动或锻炼，无论您如何形容，都已成为我日常生活的一部分。在正常情况的日子，我每周遭上散步两次或三次，如果我没有去走路，我就在家骑自行车或做室内运动。最初，我担心如果我停止运动，身体状况会恶化，就像我的四肢不遵守指示。但是，随着时间的过去，这些活动渐渐成为我生活中很自然的一部分。这导致我寻找其他形式的锻炼，我曾尝试过轮椅网球，但觉得太难了，然后我听说了普拉提，并在谷歌上搜索了。二零一七年五月，我去了一间普拉提工作室进行评估。当我坐轮椅到达那里时，我很沮丧地发现工作室位于一楼，地面上的人行道上长满了草和碎石。一位男职员帮助我到工作室。他气喘吁吁地试图在大楼尽头操纵我的轮椅到升降机上，然后才终于到达工作室。该工作室位于一排联排房屋的尽头，这些联排房屋已被改建为营业场所。轮椅使用者的电梯在大楼的另一端。有了所有的草，砾石，石头铺成的小路，路缘石和台阶，开发人员对轮椅使用者将如何乘坐电梯的期望令我摸不着。由于许多商店都空缺，厕所位于一个孤立的地方，周围没有人。当我向工作人员抱怨那是一个轮椅无法进入的地方，他们告诉我他们将搬到新的场所，新场所正在如火如荼的进行装修。新工作室位于当前工作室的对面，并且将配备无障碍设施。

二零一八年三月，我去了新装修的工作室进行另一项评估，目的是进行现场调查。处所是经过改建的简易别墅，楼上设有一间工作室，底楼还有一个。一楼的工作室内设有一间无障碍洗手间。在主入口处，表面平坦，并且有一个通往工作室的坡道。从那以后，我一直在这个工作室里练习我的每周普拉提课程。在最初的几节课中，我无法进行很多动作。在将右腿置于起始位置时，我需要教练的帮助。每次课程结束后，老师都会给我"作业"，以便我可以在家练习。有时，经过艰苦的锻炼后，我会感到肌肉酸痛，需要休息两到三天。教练过去常常告诉我，痛苦是有好处的，这意味着预期的肌肉正在工作。到目前为止，我对自己的进步感到满意。想像一下几个月前我成功做木板位置的成就感！老师告诉我，我已经成为中心的明星学生！

我一直对体育活动感兴趣：游泳，潜水，跑步，有趣的游乐设施，运动等。我为轮椅购买了汽车附件，以便参加有趣的游乐设施。有了附件，我就能参观在嘉年华会在草地上搭建的摊位。草地表面很难推轮椅。我更喜欢看网球比赛。我和其他人一起参加了由吉隆坡市议会在每月的第一个和第三个星期日从上午七时到九时举办的"吉隆坡无车早晨"活动。如果天气允许，我会去公园兜风。我不喜欢旅行，因为如果我花了很多时间和金钱在旅行上，我要欣赏观光其他所有事物，我的视线高度至少为一点五工尺以上而不单单一工尺。此外，障友旅行时还有其他无形的障碍。所以我找到了一种可以不受限制地享受周围环境的方式-是的，是克服重力的潜水。我可能会花更多时间做这项活动。最近，我参加了由马来亚大学残疾人运动研究中心的研究人员举办的每周一次的运动练习。这些免费体操目的是鼓励残疾人进行体育锻炼。

保持身体活跃以保持健康非常重要。对于残疾人尤其如此。由于行动不便，我们倾向于过着久坐的生活方式，这可能会导致肌肉收缩，导致血液循环不佳，体力下降和骨质疏松，更不用说高血压和糖尿病等疾病了。

我也参加了二零一八年十二月九日举行的年马来西亚时装秀。我们中有十二个人属于"独特之星"类别，其中有七个是轮椅使用者，五个人是使用各种步行设备。我最终获得亚军。奖品包括奖状，奖杯和五百元马币，我在观众，主持人和裁判的鼓励中获得了无限的正能量。

九

二零二零年是罕见的一年。在撰写本文时，全世界有将近6000万人感染了新冠状病毒，死亡人数接近一百四十万人，犹如要成为世界第一国家感染人数最多的竞赛令人恐惧，全世界处于封锁中。继第一轮冠状病毒之后，各国正在谨慎地放松行动控制规则，同时努力遏制第二波或第三波致命和高传染性病毒。各国纷纷建议人们在家工作，避免拥挤，并避免彼此之间的密切互动。学校，学院和校园关闭，并且要求学生在家中在线学习。边界关闭，飞机停泊在机场，许多人与亲人没办法见面，甚至是 最后的道别。世界经济处于低谷。即使是知名阔过集团也了结束他们的业务。在一些选择继续经营的公司，裁员和减薪是不可避免的。前线人员发现自己疲倦，与亲人分开，人们大都患了大流行性疲劳。所有这些因素都使人们在持续不断的压力下感到，并随后出现心理健康问题。考虑到所有负面因素，我认为一点正能量将有所帮助。因此，我决定在疫情当中出版《窗外有蓝天》。

如果我能从像脑瘤这样可怕的事情中站起来，我认为每个人都有能力从自己的情况中复活，无论情况看上去多么困难。人类是具有生存本能的。

我目前的健康状况？我会说这仍在进行中。在身理上，我不能独立行走。我需要一个助行器才能走路。当我走路时，我必须非常专注，以免失去平衡，尤其是当我想转弯时。说话，思考，分析的任何干扰都会使我跌倒。我的右脚趾不能自愿移动；我的右脚踝根本无法动弹。我用超伸的右膝盖走路，我的右髋关节功能达不到标准。

我写不清楚。我每必须小睡一下才能正常运作。我坐的时间不能太长，不然我的关节会抗议。急和生气会使我神经紧张，影响我的行动。这就是为什么有时我会选择使用轮椅的原因。当我坐下时，我可以做任何事情，没有人能够说出我和健全的人有什么分别。我希望继续改善和提高我的健康指数，希望将来我能够更加独立地生活。因此，我将继续保持所有锻炼程序。

　　在 二 零 二 零 年 我 参 加 的 最 后 一 个 的 活 动 是 在 二 月 的 农 历 新 年 期 间 。 那是一个慈善活动让我有机会再次在舞台上穿旗袍走。目前我的一些预定活动都被打乱了；没有游泳，没有普拉提，没有在公园里漫游，没有购物，没有午餐约会；尽可能呆在家里，继续做运动，看书。

　　我相信明天会更好。

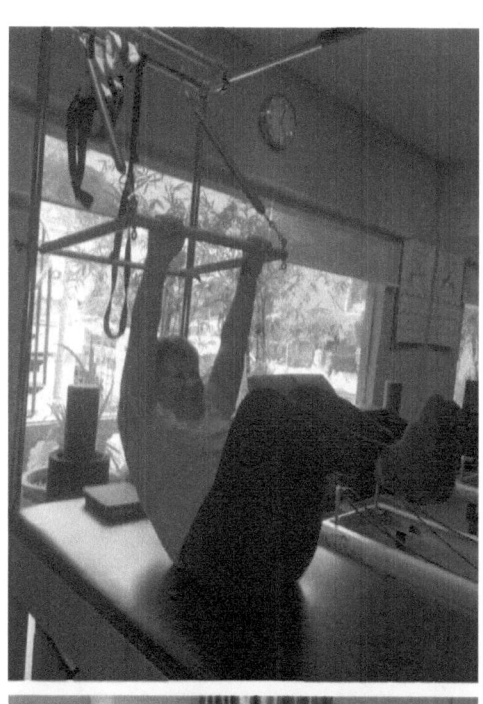

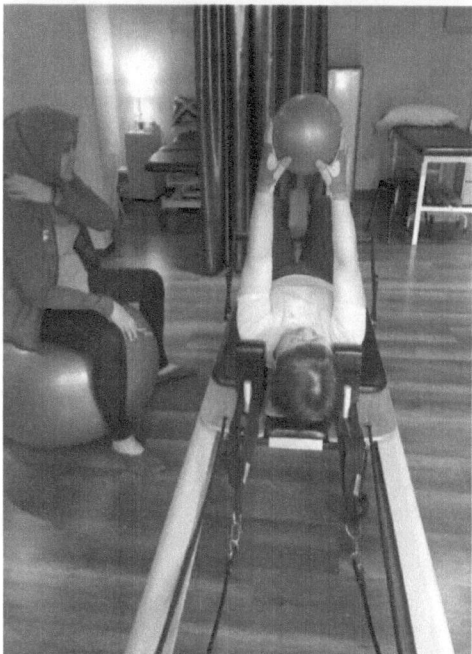

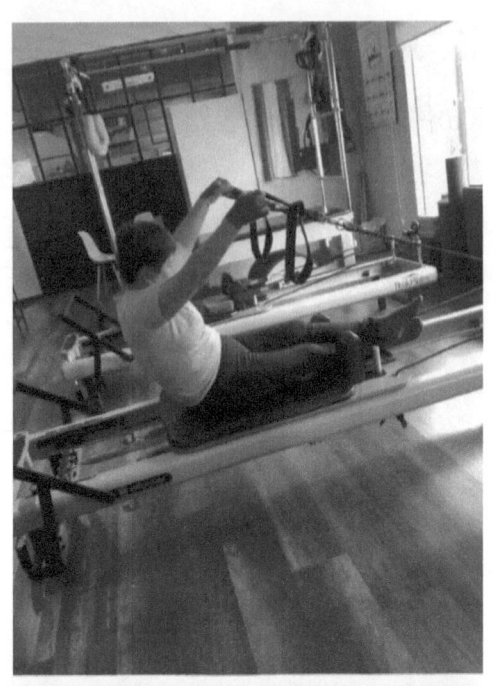

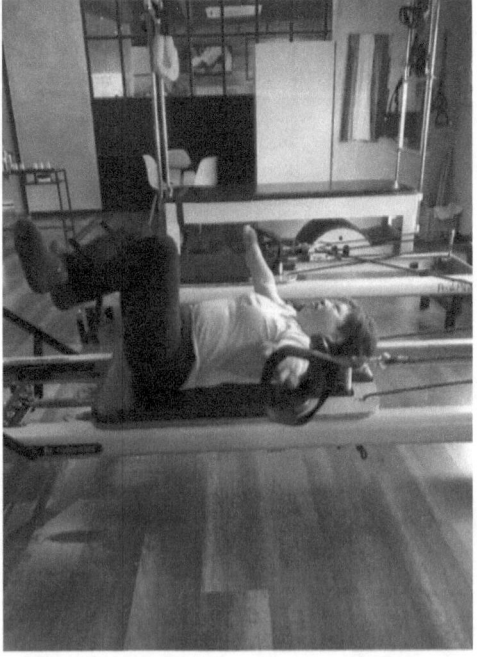

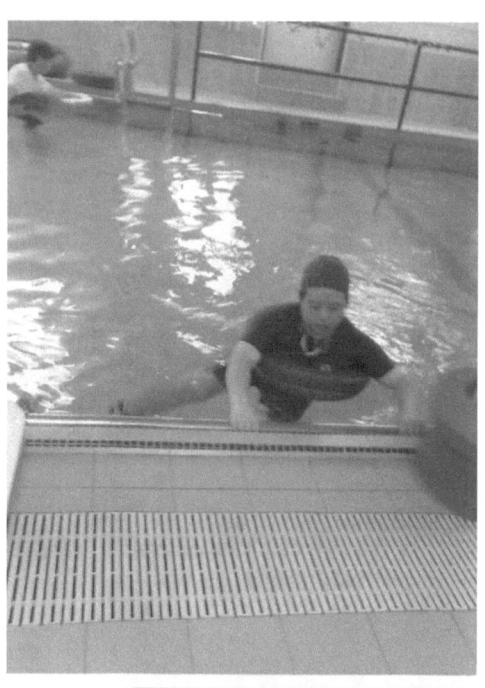

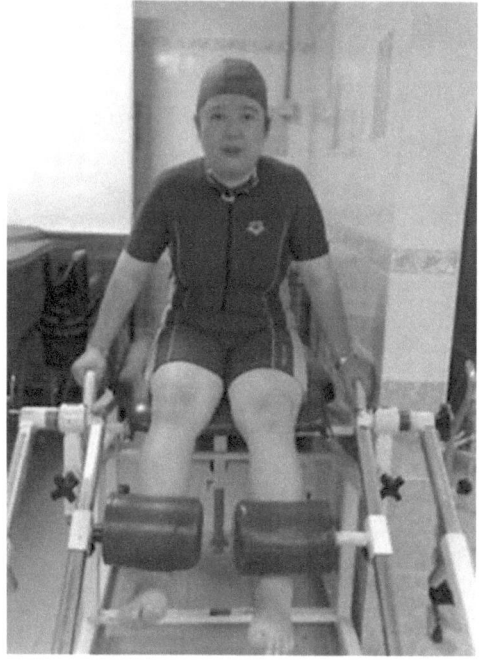

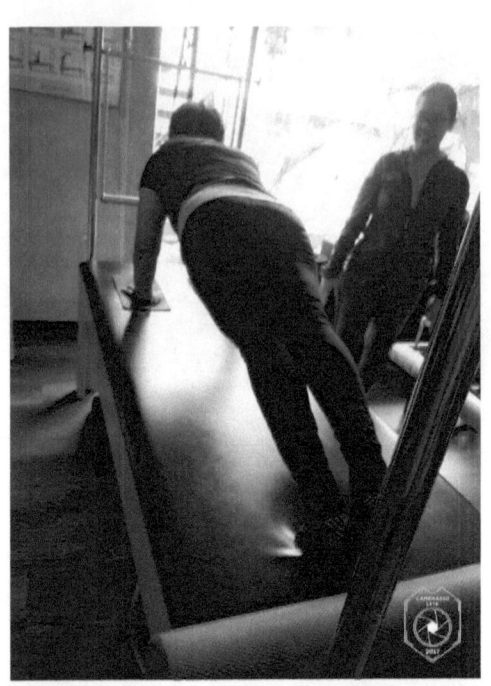

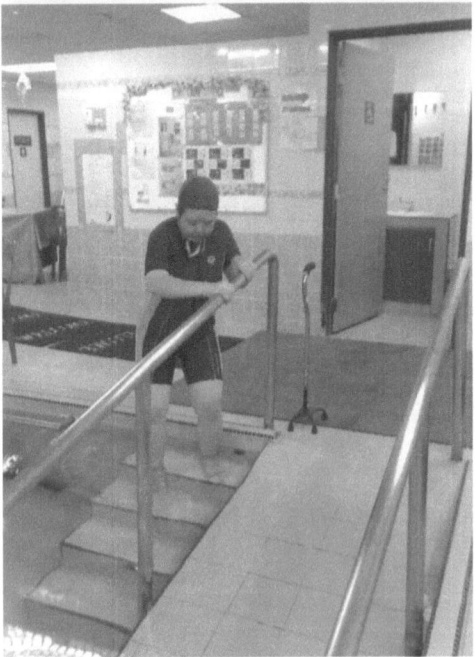

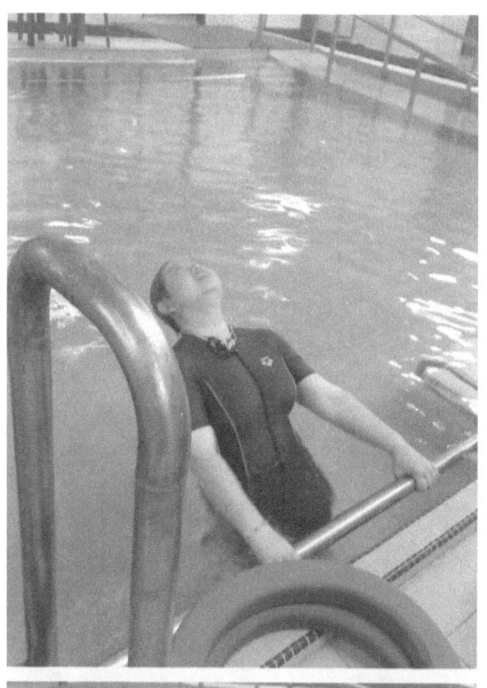

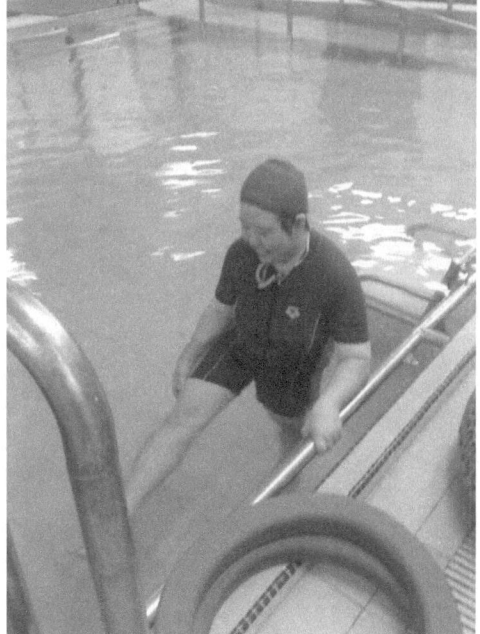

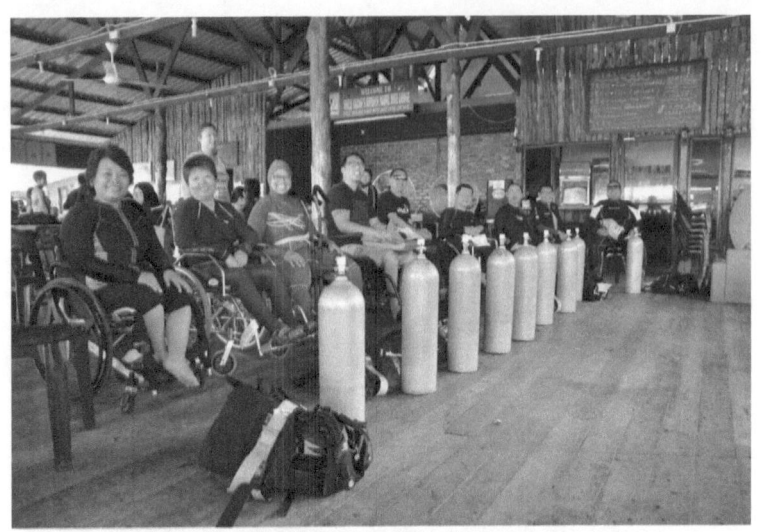

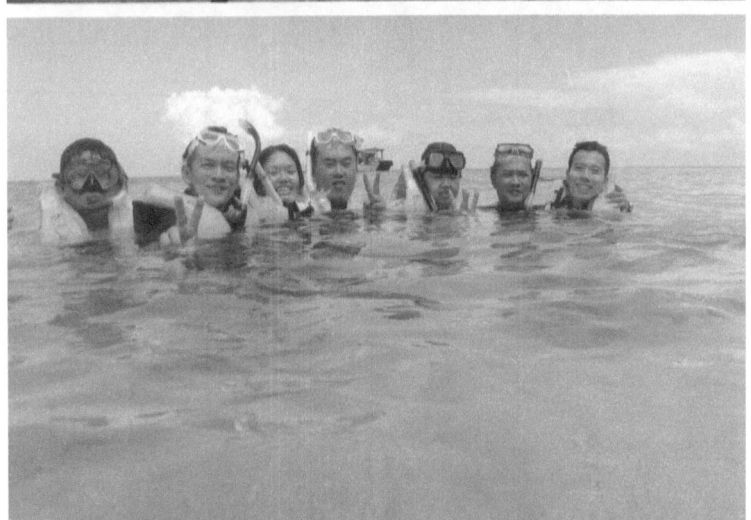

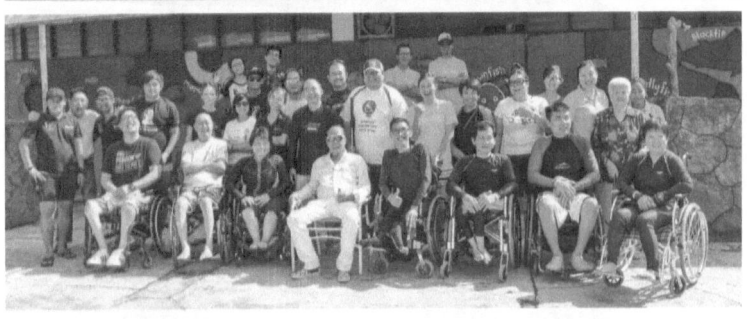

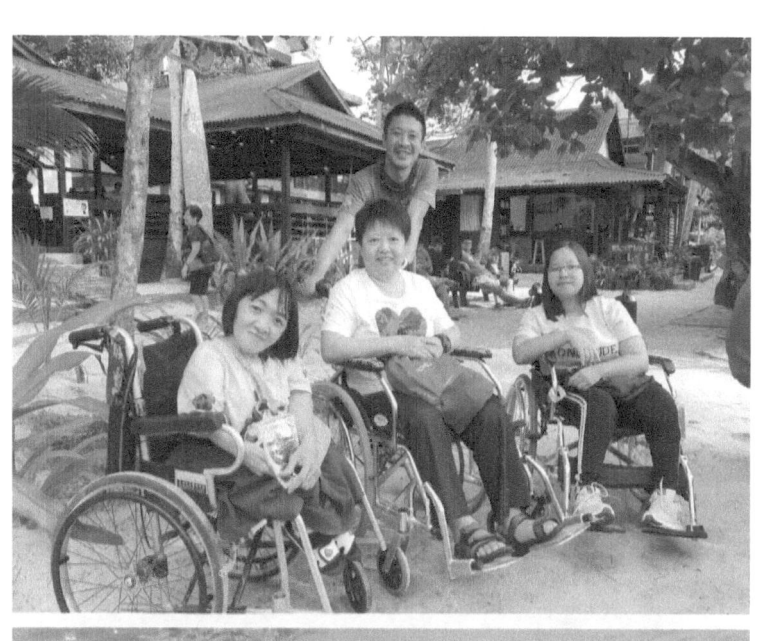

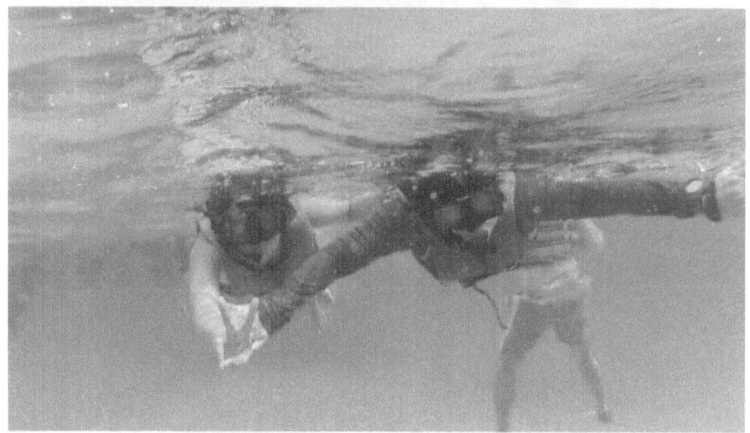

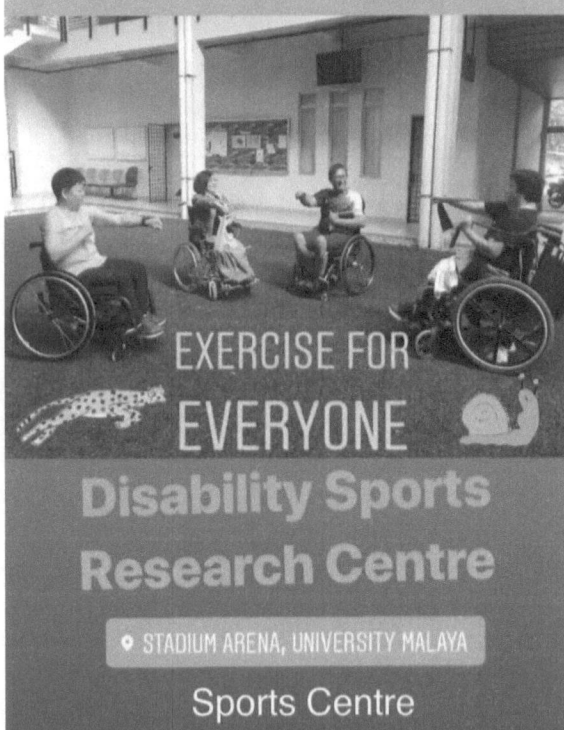

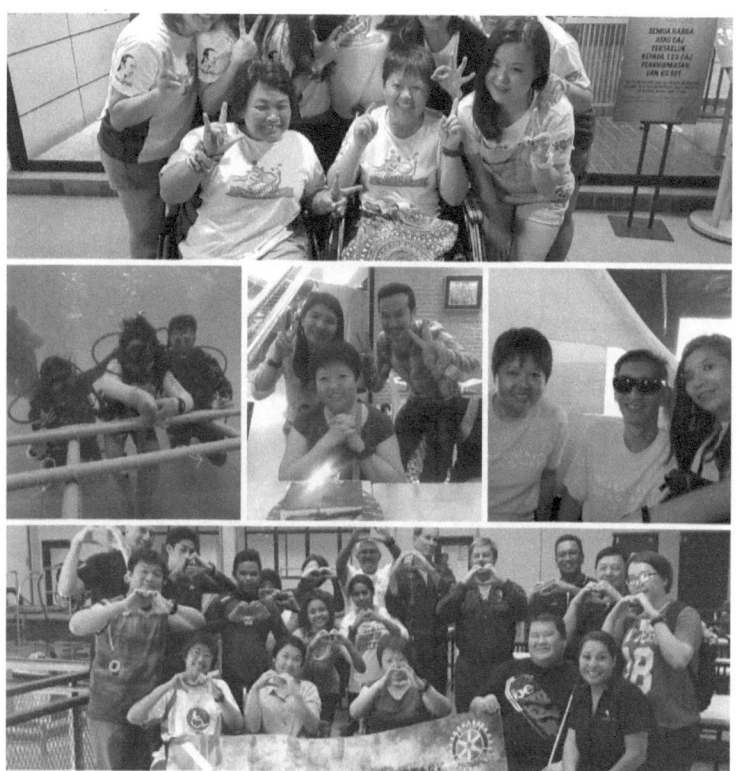

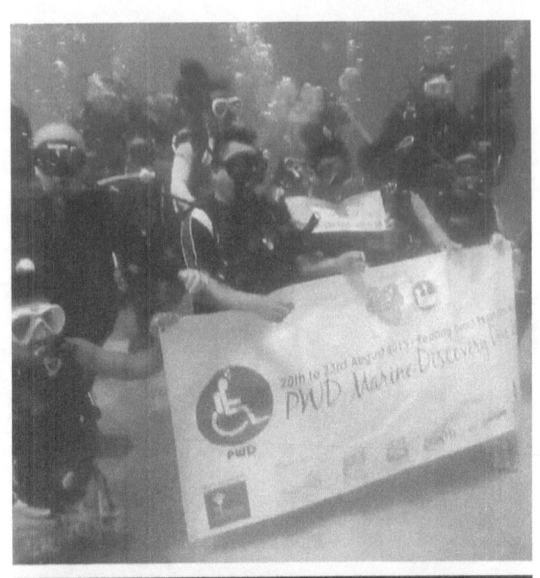

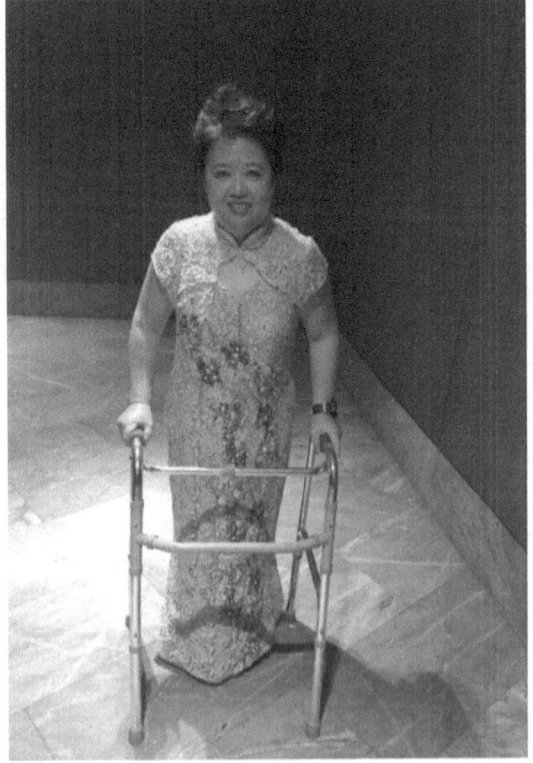

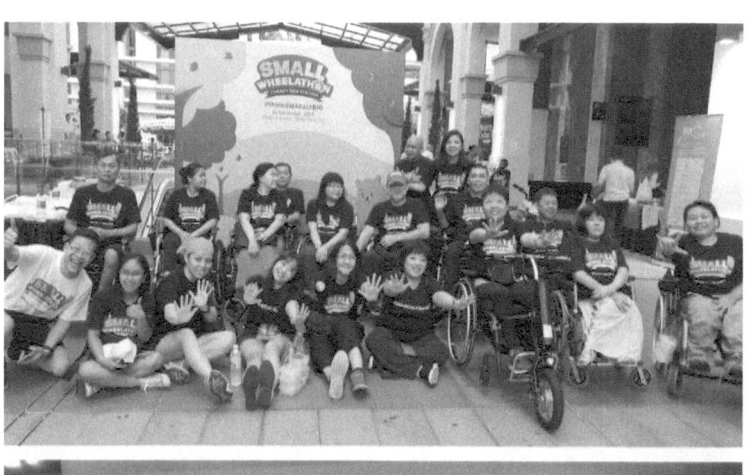

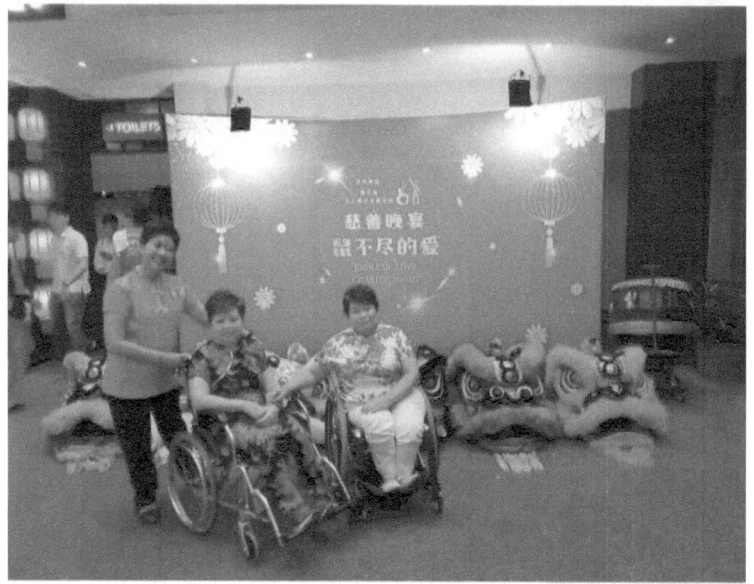